BEI GRIN MACHT SICH IHR WISSEN BEZAHLT

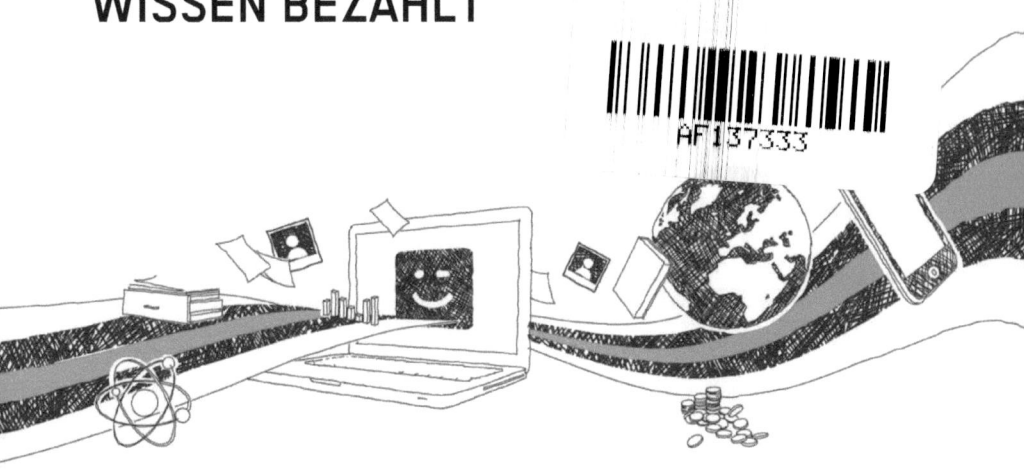

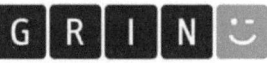

Mario Albrecht

Vor- und Nachteile von sogenannten Kopfprämienmodellen und der Bürgerversicherung

GRIN Verlag

Bibliografische Information der Deutschen Nationalbibliothek:

Die Deutsche Bibliothek verzeichnet diese Publikation in der Deutschen National-
bibliografie; detaillierte bibliografische Daten sind im Internet über http://dnb.d-
nb.de/ abrufbar.

Impressum:

Copyright © 2005 GRIN Verlag GmbH
Druck und Bindung: Books on Demand GmbH, Norderstedt Germany
ISBN: 978-3-638-68521-4

Dieses Buch bei GRIN:

http://www.grin.com/de/e-book/70488/vor-und-nachteile-von-sogenannten-kopf-
praemienmodellen-und-der-buergerversicherung

GRIN - Your knowledge has value

Der GRIN Verlag publiziert seit 1998 wissenschaftliche Arbeiten von Studenten, Hochschullehrern und anderen Akademikern als eBook und gedrucktes Buch. Die Verlagswebsite www.grin.com ist die ideale Plattform zur Veröffentlichung von Hausarbeiten, Abschlussarbeiten, wissenschaftlichen Aufsätzen, Dissertationen und Fachbüchern.

Besuchen Sie uns im Internet:

http://www.grin.com/

http://www.facebook.com/grincom

http://www.twitter.com/grin_com

Alice-Salomon-Fachhochschule

Studiengang *Pflege/Pflegemanagement*

Wintersemester 2005/2006

Seminar: Sozial- und Gesundheitspolitik (2. Semester)

Vor- und Nachteile von sogenannten Kopfprämienmodellen und der Bürgerversicherung

Mario Albrecht

Inhalt

1. Einleitung

Die Finanzierung des gegenwärtigen Systems der Sozialversicherung der Bundesrepublik Deutschland steht immer wieder im Fokus öffentlicher Debatten. Besonders in den jetzigen Zeiten des auflebenden Wahlkampfes wird das Thema der Reformbedürftigkeit der sozialen Sicherungssysteme benannt. Verschiedene Ansatzpunkte und Konzepte einer Sozialreform scheinen sich gegenseitig auszuschließen. Vorschläge wandeln sich in Barrikaden in der Auseinandersetzung zwischen den Reformvorschlägen der gegenwärtigen Regierung und der Opposition. Mit dem Begriff „soziale Gerechtigkeit" werden eigene Reformvorschläge verteidigt, während die „gegnerischen" als „unsozial" abgetan werden.

Die in dieser Arbeit behandelten Reformmodelle der Herzog- und der Rürup-Kommission unterbreiten neben Vorschlägen zu Reformen der Gesetzlichen Krankenversicherung (GKV) auch Vorschläge zur Reformierung der Renten-, Pflege- und Arbeitslosenversicherung. Gegenstand der folgenden Betrachtungen soll der Blick auf den Teil der Sozialversicherung gelenkt werden, welcher durch die GKV abgedeckt wird.

Im Dezember 2002 wurde die Kommission „Nachhaltigkeit in der Sicherung der sozialen Systeme" unter dem Vorsitz von Bert Rürup (Rürup-Kommission) von der Regierung beauftragt, Vorschläge zur nachhaltigen Reformierung der Renten-, Arbeitslosen-, Pflege und auch Krankenversicherung zu erarbeiten. Da sich die Kommission zum Thema Reformierung der GKV nicht auf einen Vorschlag einigen konnte, enthält der 2003 vorgelegte Bericht zwei Vorschläge: Den einer „Bürgerversicherung", unterstützt von einer Gruppe der Kommission um den Berater der Gesundheitsministerin Ulla Schmidt, Karl W. Lauterbach, sowie den von einer Gruppe der Kommission um den Vorsitzenden Rürup favorisierten Vorschlag einer Kopfpauschale (Gesundheitsprämie).

Parallel dazu legte die durch den Bundesvorstand der CDU beauftragte Herzog-Kommission (Kommission „Soziale Sicherheit") unter Vorsitz von Bundespräsident a. D. Prof. Dr. Roman Herzog am 29.09.2003 ihren Bericht vor, welcher gemeinsam mit dem Beschluss des CDU-Parteitages vom 1./2. Dezember 2003 im Dezember 2003 veröffentlicht worden ist. Darin wird folgendes Reformziel genannt: „...Überführung des heutigen umlagefinanzierten Systems der GKV in ein kapitalgedecktes, einkommensunabhängiges und erheblich demographiefesteres Prämiensystem" (Der Bericht der Herzog-Kommission und Beschluss des CDU-Parteitags, S.3). Hier wird also ein Kopfprämienmodell favorisiert. Alle drei Vorschläge zielen in erster Linie auf die Reform der Finanzierung der GKV ab.

In den weiteren Ausführungen wird der Vorschlag der Herzog-Kommission aus dem von der Konrad-Adenauer-Stiftung veröffentlichten „Bericht der Herzog-Kommission und der

3

Beschluss des CDU-Parteitags" (2003) zitiert. Die Rürup-Vorschläge wurden vom Bundesministerium für Gesundheit und Soziale Sicherheit 2003 unter dem Titel „Nachhaltigkeit in der Sicherung der sozialen Sicherungssysteme. Bericht der Kommission" veröffentlicht.

Welches ist nun das „richtige" Reformmodell? Bürgerversicherung oder Kopfprämienmodell? Zunächst soll eine Auseinandersetzung mit dem gegenwärtigen der Zustand die Frage klären, warum das gegenwärtige System gerade heute stark reformbedürftig sei.

Im zweiten Schritt werde ich mich mit drei oben genannten Vorschlägen eingehender beschäftigen.

Nach der Beschreibung der drei Modelle sollen im vierten Schritt Vor- und Nachteile benannt werden. Abschließend und soll die Frage beantwortet werden, ob sich die Modellkonzepte wirklich so stark voneinander unterscheiden und ob eines dieser Modelle an den Zielen gemessen das reformtauglichere ist.

2. Der Reformbedarf der Finanzierung der GKV

Die GKV garantiert den Versicherten eine umfassende gesundheitliche Versorgung. Sie ist Teil der Sozialversicherung, bestehend aus der Arbeitslosen-, der Kranken-, der Renten-, der Unfall- und, seit zehn Jahren, der Pflegeversicherung, und trägt zur Wahrung der sozialen Sicherheit ihrer Versicherten bei.

Der „Sachverständigenrat für die Konzertierte Aktion im Gesundheitswesen" verweist unter Berufung auf seinen Auftrag, „... Versorgungsbereiche mit Über-, Unter- und Fehlversorgung und Möglichkeiten zur Ausschöpfung von Wirtschaftlichkeitsreserven aufzuzeigen" (Sachverständigenrat für Konzertierte Aktion im Gesundheitswesen 2003, S.2), in seinem Gutachten eingangs darauf, dass „das deutsche Gesundheitswesen auch aus internationaler Perspektive für alle Bürger einen weitgehenden Versicherungsschutz, ein umfangreiches Angebot an Gesundheitsleistungen und einen vergleichsweise hohen Versorgungsstandard" (S.3) biete. Als erstes Problem wird die „Wachstumsschwäche" der „Finanzierungsbasis...seit den achtziger Jahren" genannt, wofür „konjunkturelle, aber auch strukturelle Faktoren" verantwortlich gemacht werden. Vorgeschlagen wird u.a. eine Bereinigung der Ein- und Ausgabeseite von versicherungsfremden Leistungen (S.4), eine „moderate Erhöhung des Umfanges der Selbstbeteiligung" (S.4), eine „Verbreiterung der Beitragsbemessungsgrundlage" unter Einbeziehung „anderer Einkunftsarten" sowie eine „Änderung der beitragsfreien Mitversicherung" (S.4). Der Sachverständigenrat verzichtete in seinen Ausführungen auf eine Favorisierung eines die Finanzierungsstruktur neuordnenden Krankenversicherungsmodells.

4

Beide Kommissionen wenden sich auftragsgemäß der Finanzierung der GKV zu und begründen die Reformbedürftigkeit besonders mit dem absehbaren demographischen Wandel (Bericht der Rürup-Kommission 2003, S.6; Bericht der Herzog-Kommission, S.1).

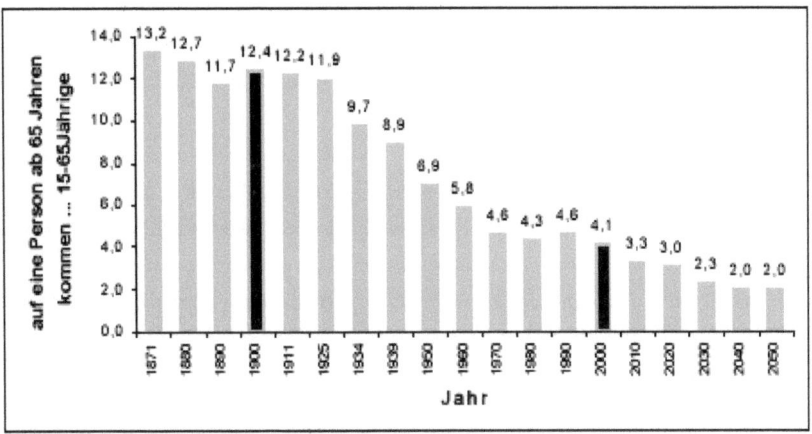

Abb. 1: Alterung in Deutschland 1871 – 2050 (Quelle: ver.di 2003, 8 in Wolff 2004, 7)

Besonders umlagefinanzierte Sicherungssysteme wie auch das der GKV werden durch die vorhersehbare demographische Entwicklung stark belastet. „Die Lebenserwartung wird erfreulicherweise weiter ansteigen. Vor vierzig Jahren hatte ein 60-jähriger Mann die Aussicht auf weitere 15,5 Lebensjahre, eine 60-jährige Frau auf 18,5 Jahre. Im Jahr 2050 werden es 23,7 bzw. 28,8 Jahre sein" (Bericht der Herzog-Kommission, S.1). Andererseits wird sich das Verhältnis zwischen nichterwerbstätiger und erwerbstätiger Bevölkerung immer stärker zu Ungunsten der Erwerbstätigen entwickeln. „Diese Relation, die zugleich in etwa die Relation der Rentenbezieher zu den Rentenbeitragszahlern wiedergibt, wird von heute 29,2:100 auf 50,1:100 (2030) und 59,4:100 (2050) steigen" (S.1) Dieser „Alterslastquotient" spiegelt die Gefährdung der zukünftigen Finanzierung des bundesrepublikanischen umlagefinanzierten sozialen Sicherungssystems bei gleichen oder steigenden Ausgaben wider. Abb. 1 zeigt die Entwicklung der Alterung in Deutschland auf das Verhältnis zwischen jungen und alten Generationen:

Um die Gesamteinwohnerzahl Deutschlands aufrechtzuerhalten, müsste die Geburtenrate bei 2,1 liegen. Derzeitig beträgt sie aber 1,34 (Bericht der Herzog-Kommission, S.1).Das führt ebenfalls zu einer Abnahme der Anzahl der Beitragszahler.

Hohe Arbeitslosigkeit und anhaltende Konjunkturschwäche gefährden ebenfalls die Finanzierungsseite.

5

Der medizinisch-technische Fortschritt bedeutete in der Vergangenheit eine stärkere Produkt- als Prozessinnovation: Neue Produkte und Verfahren auf dem Markt führten zu einer Steigerung der Kosten, während die Prozesse kaum rationalisiert wurden (Fetzer/Hagist 2004, S.6).

Umlagefinanzierung bedeutet, dass die eingenommenen Beiträge sofort wieder ausgegeben werden. Störungen im Fluss der Finanzierungsseite können das System gefährden. Ein absichernder Kapitalstock ist nicht vorhanden.

Nicht unwesentlich ist die Bedeutung der für Deutschland spezifischen Existenz zweier Versicherungssysteme: Die private Krankenversicherung (PKV) und die GKV. Die Beitragsbemessungsgrenze ermöglicht es Besserverdienenden, zwischen PKV und GKV zu wählen, wobei zunächst einmal die PKV bei Wahlmöglichkeit günstiger erscheint. Das führt zu signifikanten Einnahmeausfällen der GKV (Abwanderung von zahlungskräftigen Versicherten), weil ihr die höheren Beiträge verloren gehen. Außerdem handelt es sich bei dem abgewanderten Klientel um gesündere, weniger durch Krankheitsrisiko belastete jüngere Versicherte, die augenblicklich der Krankenversicherung auch wenig Kosten bescheren (Sie zahlen also mehr ein, als sie in Anspruch nehmen.) Dadurch schränkt sich auch der Anteil derjenigen ein, die an einer solidarischen Umverteilung der Leistungen der GKV nach dem Solidarprinzip beteiligt sind. Dieses Solidarprinzip in der umlagefinanzierten Sozialversicherung und speziell in der GKV weist derzeitig folgende Merkmale auf:

- Jüngere zahlen für Ältere
- Gesunde zahlen für Kranke
- Kinderlose zahlen für Familien mit Kindern
- Unverheiratete zahlen für Verheiratete
- Besserverdienende zahlen für Geringerverdienende

Der Anstieg der Ausgaben der GKV korreliert mit einem Anstieg der Beiträge in den letzten Jahren. Der Beitragssatz hat sich von 8,2% der beitragspflichtigen Einkommen im Jahr 1970 auf 14,3% im ersten Quartal des Jahres 2003 erhöht (Bericht der Rürup-Kommission 2003, S. 143). Da sich das Verhältnis der in der GKV Versicherten zugunsten des Anteils der älteren Bevölkerung verschieben wird, lassen sich die Ausgaben nur durch Leistungseinschränkungen wie z.B. die letzliche Herausnahme der Finanzierung von Zahnersatz (Gesetz zur Modernisierung der gesetzlichen Krankenversicherung GMG 2003) aus dem Leistungspaket der GKV und die schrittweise Einführung von Eigenbeteiligungen der Versicherten durch Zuzahlungen nicht dauerhaft begrenzen. (Zu erwähnen ist, dass die ursprüngliche Herausnahme der Finanzierung von Zahnersatz durch das „Gesetz zur

Anpassung der Finanzierung von Zahnersatz" 2004 wieder aufgehoben wurde und zu einer zusätzlichen Erhebung eines Arbeitnehmer-GKV Beitrages von 0,9% ab dem 01.06.2005 führte. – vgl. http://www.aus-portal.de/aktuell/gesetze/01/index_6683.htm, vom 10.09.2005) Die im zunehmenden Alter gehäufter auftretenden langwierigen Behandlungen und Krankenhausaufenthalte stellen eine dauerhafte Belastung dar, der die GKV gegenüber stehen wird, solange sie das Solidarprinzip aufrecht erhalten will.

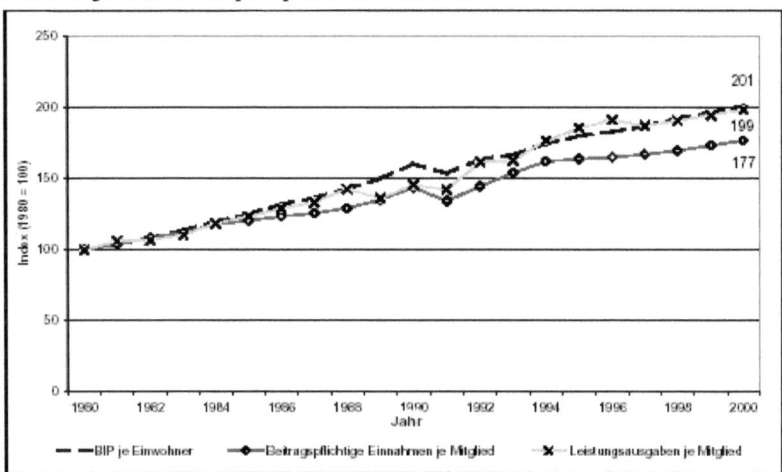

Abb. 2: Entwicklung des Bruttoinlandprodukts (BIP), der beitragspflichtigen Einnahmen und der Leistungsausgaben der GKV 1980 bis 2000 (Quelle: Jacobs 2003, S.9)

Abb. 2 oben zeigt, dass seit den achtziger Jahren BIP und beitragspflichtigen Einnahmen scherenartig auseinanderdriften. Die beitragspflichtigen Einnahmen je Mitglied steigen nicht so stark an, wie das BIP und die Leistungsausgaben je Mitglied.

Als weiteres Argument für den Reformbedarf wird der hohe Anteil der Sozialversicherungsausgaben durch die weithin paritätische Belastung von Arbeitgebern und Arbeitnehmern genannt. Der Faktor Arbeit sei u.a. durch den hohen Anteil von Sozialversicherungsausgaben, die der Arbeitgeber zu leisten hätte, in Deutschland überteuert und begünstige die Abwanderung von Firmen ins Ausland. Würden die Arbeitgeber für ihre Arbeiter weniger Sozialabgaben leisten müssen und deswegen durch Abgaben belastet werden, so hätte das zur Folge, dass in Deutschland wieder verstärkt neue Arbeitsplätze geschaffen werden könnten. Dieses würde dann die wirtschaftliche Konjunktur wieder beleben (Bericht der Herzog-Kommission, S.2).

Zusammenfassend lassen sich folgende Grundprobleme nennen:

1. Die Finanzierung des Umlagesystems der GKV ist durch demographisch absehbare Entwicklungen gefährdet. (Abnahme der Zahl der Erwerbstätigen)
2. Der Finanzierungsbedarf wird bei Garantierung derzeitiger Leistungen zunehmen. (Morbiditätswachstum der Bevölkerung durch Alterung)
3. Die anhaltend hohe Arbeitslosigkeit und eine Konjunkturschwäche gefährden ebenfalls die Finanzierungsbasis der umlagefinanzierten GKV.
4. Der medizinisch-technische Fortschritt lässt den Finanzbedarf ebenfalls wachsen.

Grob lassen sich drei Ansatzpunkte der Problemlösung herausstellen, die sich in den nachfolgenden Reformvorschlägen unterschiedlich stark ausgeprägt wiederfinden:

- <u>Maßnahmen zur Erhöhung der Einnahmen der GKV</u>

Hierunter fallen Vorschläge wie z.B. die Streichung der Familienversicherung für nichtberufstätige Ehepartner im Zusammenhang mit der Einführung einer Pauschale, die, teilweise, mit Ausnahme der Kinder, für jeden Versicherten zu zahlen ist. Weiterhin sind dazu die Vorschläge zur Vereinigung von GKV und PKV zu zählen, wie auch die weitere Erhöhung des Eigenanteils der Versicherten. Und nicht zuletzt ist an die Ausweitung der Abgaben zur Krankenversicherung auf andere Einkommensarten, wie z.B. Miet- oder Zinseinnahmen zu verweisen.

- <u>Maßnahmen zur Begrenzung der Ausgaben der GKV</u>

Die weitere Einschränkung des Leistungskataloges der allgemeinen GKV mit der Möglichkeit des Zugangs zu erweiterten Leistungen mittels gesonderter Vertragsabschlüsse und Zahlungen wird diskutiert. Das Gesundheitssystem soll durch stärkere Transparenz und interne Wettbewerbsermöglichung preisgünstiger werden. Beispielsweise wäre die Einführung der integrierten Versorgung und der Ausbau dieser zu nennen, ebenfalls die Einführung der DRG´s.

- <u>Maßnahmen zur Stärkung der Eigenverantwortlichkeit der Versicherten</u>

Dazu zählen Honorierungen gesunder Lebensweise und Vorschläge, gesundheitsschädigendes Verhalten zu sanktionieren.

In dieser Arbeit sind jedoch die Vorschläge der Herzog- und der Rürup-Kommission von Interesse, die sich mit der Reformierung der Finanzierungsseite beschäftigen.

Anschließend soll auf die Konzepte der Herzog-Kommission wie auch der Rürup-Kommission detaillierter eingegangen werden. Nicht außer acht gelassen werden darf, dass die Vorschläge beider Kommissionen sich auf die Reform der sozialen Sicherungssysteme beziehen, wobei die Reformvorschläge für die GKV nur einen Teil des

Gesamtvorschlagspakets ausmachen und deswegen auch im Kontext der weiteren Vorschläge zur Reformierung des sozialen Sicherungssystems gesehen werden müssen.

3. Das Kopfprämienmodell der Herzog-Kommission

Ein Modell der Kopfprämie ist in den Vorschlägen der Herzog-Kommission zu finden. In diesem Konzept sind Reformvorschläge zur Kranken-, Pflege-, Renten- und Arbeitslosenversicherung zu finden.

„Die CDU tritt dafür ein, das heutige System der gesetzlichen Krankenversicherung in ein kapitalgedecktes, einkommensunabhängiges und erheblich demographiefesteres System einer ´Gesundheitsprämie´ zu überführen" (Herzog-Kommission 2003, S.3). Das Modell der Kopfprämie sieht also eine **einheitliche Prämie** ohne Berücksichtigung des Einkommens vor. Diese beträgt „für einen 20-jährigen Versicherungsnehmer, der im Jahr 2013 der GKV neu beitritt,... versicherungsmathematisch errechnet .. ca. 264 Euro" (S.3).

Das erste Merkmal des Kopfprämienmodells ist die einheitliche Prämie. Diese soll nach dem Einstieg des Versicherungsnehmers lebenslang einheitlich gleich bleiben. Für die folgenden Jahrgänge (Alterskohorten) wird die Prämie durch versicherungsmathematische Berechnungen immer wieder neu angepasst.

Ein zweites Merkmal dieses Modells ist die **Kapitaldeckung**. Durch die relativ geringen Gesundheitsausgaben des neueinsteigenden jungen Versicherungsnehmers soll mit dem Rest der Summe ein individueller Kapitalstock aufgebaut werden. (Grob vergleichbar wäre dieser Ansatz mit dem praktizierten Verfahren in der PKV, wo mit zunehmender Versicherungszugehörigkeit die Höhe des individuell angesparten Kapitalstocks ein Wechsel in eine andere Versicherung praktisch unmöglich, da mit hohen Verlusten behaftet, macht.) Dieser individuelle Kapitalstock soll erst nach dem Ende einer zehnjährigen Umstellungsphase eingerichtet werden. In dieser Umstellungsphase soll die Kapitaldeckung durch einen aufzubauenden kollektiven Kapitalstock erfolgen (S.3f).

Um die unteren Einkommen nicht zu stark zu belasten, ist ein **steuerlicher Ausgleich** vorgesehen. Dieser beträgt nach Berechnung der Herzog-Kommission ca. 27,3 Milliarden Euro.

Versicherungspflichtig (in der Umstellungsphase) sollen **alle Einnahmen** werden, d.h. nicht wie bisher fast ausschließlich nur die Einnahmen aus Arbeitsverhältnissen. Eine **Beitragsbemessungsgrenze** soll es aber weiterhin geben. Das bedeutet, dass Mehrverdiener nur versicherungspflichtige Abgaben bis zur Höhe dieser Grenze (derzeitig 3450 Euro) zahlen (S.4).

9

Der **Arbeitgeberanteil** zu den Sozialversicherungsbeiträgen soll bei etwa 6,5% des Bruttolohnes festgeschrieben werden. Davon sollen 5,4% steuerfrei an den Arbeitnehmer ausgezahlt werden, 1,1% sollen zum Aufbau des Kapitalstocks verwendet werden. Mit diesem soll das Krankengeld bezahlt werden. Der Arbeitnehmer bezahlt demnach 13,4% des Bruttolohnes (festgeschrieben) abzüglich der o.g. 1,1%, also 12,3% Krankenversicherungsbeitrag in der zehnjährigen Übergangszeit bis zum Aufbau des Kapitalstocks (S.4). **Kinder** bleiben lt. Herzog-Modell weiterhin beitragsfrei versichert. Bei **Ehegatten** soll in der Übergangszeit ein Ehegattensplitting angewandt werden (S.4).

Die Leistungen sollen weiter eingegrenzt werden. „Darüber hinaus soll den Mitgliedern der **GKV mehr Entscheidungsfreiheit über das Ausmaß des Krankenversicherungsschutzes** (z.B. hinsichtlich zusätzlicher Leistungen jenseits eines Standard-Versicherungsschutzes oder hinsichtlich der Höhe der Selbstbeteiligung) gewährt werden" (S.4). So ist im Herzog-Modell vorgesehen, dass der Arbeitnehmer neben den jetzt schon fast vollständig zu finanzierenden Aufwendungen für Zahnersatz auch die Leistungen zur Zahnbehandlung tragen muss, bzw. sich dafür zusätzlich privat absichern muss.

Analog zum in der PKV praktizierten Verfahren der **Kostenerstattung** soll dieses lt. Herzog-Modell auch in der GKV angewandt werden.

Als wichtigste Merkmale des Kopfpauschalen-Modells der Herzog-Kommission können zusammenfassend folgende genannt werden:

- Einheitliche Prämie
- Steuerlicher Ausgleich für Geringverdiener
- Kapitaldeckung

Anzumerken ist jedoch, dass der Beschluss des Parteitags der CDU vom 1./2.Dezember 2003 nur im „Wesentlichen" den Vorstellungen der Herzog-Kommission folgt. Im Unterschied zu den Vorschlägen der Herzog-Kommission „sieht der Beschluss des Parteitags vor, die Gesundheitsprämie so schnell wie möglich nach dem Regierungswechsel einzuführen" (S.14) und verzichtet somit auf die Festlegung einer zehnjährigen Übergangsfrist. Die Höhe der Prämie beläuft sich lt. Beschluss nur auf 200 Euro und ist nicht lebenslang konstant, sondern soll immer wieder neu dynamisiert, d.h. „entsprechend der Kostenentwicklung im Gesundheitswesen angepasst werden" (S.14). Auf weitere Abweichungen zwischen Parteitagsbeschluss und Herzog-Kommissions-Vorschlag soll an dieser Stelle nicht eingegangen werden.

4. Die Vorschläge der Rürup-Kommission

Nachfolgend sollen die Konzepte der Rürup-Kommission („Kommission für Nachhaltigkeit in der Finanzierung der sozialen Sicherungssysteme") vorgestellt werden. Dieses Gesamtkonzept „Nachhaltigkeit der Finanzierung der sozialen Sicherungssysteme" umfasst Reformvorschläge zur Renten-, Kranken- und Pflegeversicherung. Im April 2003 hat die von der Bundesregierung (SPD/Grüne) eingesetzte Kommission ihren Abschlussbericht vorgelegt.

Darin schlagen die Experten zwei Varianten des Systemwechsels vor: Zum einen eine „**Erwerbstätigenversicherung**" für alle Berufstätigen oder ein einkommensunabhängiges „**Gesundheitsprämienkonzept**" (Kopfpauschale) mit steuerfinanziertem sozialen Ausgleich Erstgenannte „Erwerbstätigenversicherung" (Lauterbach-Modell) wird auch „Bürgerversicherung" genannt.

„Die Vertreter einer Bürgerversicherung gehen davon aus, dass der soziale Ausgleich zuverlässiger und nachhaltiger innerhalb eines beitragsorientierten Krankenversicherungssystems geregelt wird. Bei den Vertretern des Gesundheitsprämienmodells stehen Wachstum und Beschäftigungsfragen im Vordergrund" (Bericht der Rürup-Kommission 2003, S.176).

4.1. Das Modell des Gesundheitsprämienkonzeptes

Drei im Gesundheitsprämienkonzept von Rürup (S. 161 bis 174) enthaltene Grundelemente lassen sich auch bei den Vorschlägen von Herzog finden,(S. 162):

- **gleiche Prämie** (Gesundheitsprämie) einkommensunabhängig **für alle**, Unterschiedlichkeit nur in verschiedenen Krankenkassen je nach Wirtschaftlichkeit – wettbewerbsfördernd,
- (Hier: versteuerte) **Auszahlung der GKV-Beiträge** durch Arbeitgeber **an den Arbeitnehmer**, dadurch Verlagerung der Verantwortung der Gesundheitskostenfinanzierung in Hände der Arbeitnehmer,
- **Steuerfinanzierte Prämienzuschüsse** für Versicherte mit geringem Haushaltseinkommen, dadurch „Entlastung der GKV von gesundheitsunabhängigen Umverteilungsaufgaben" (S.162).

Es besteht weiterhin Kontrahierungszwang für die Versicherungen. Die Höhe der Prämie von 210 Euro (S.172) orientiert sich an den durchschnittlichen Kosten für die Gesundheitsversorgung in der entsprechenden Krankenkasse pro Person. Kinder sollen auch in diesem Modell beitragsfrei mitversichert sein. Da der finanzielle Ausgleich steuerfinanziert geschieht, so die Argumentation, seien alle (versteuerten) Einkommen an der Finanzierung

11

der GKV beteiligt (S.163). Eine Einbeziehung der Privatversicherten in das Gesundheitsprämienmodell wird als vorteilhaft, aber nicht unabdingbar, als möglich, aber mit aufwändigen Übergangslösungen verbunden, beschrieben (S.167). Ein weiteres Nebeneinanderbestehen von PKV und GKV wird unter der Voraussetzung der Portabilitätsermöglichung der Altersrückstellungen für die Versicherten in der PKV und somit also unter der Voraussetzung der Ermöglichung eines verlustfreien Wechsels auch innerhalb der PKV als wettbewerbssteigerndes Element im Gesundheitssystem gesehen (S.170).

Im Gegensatz zum Kopfpauschalen-Modell der Herzog-Kommission wird in diesem Modell auf einen Kapitalstock verzichtet, das System solle weiterhin im Umlageverfahren organisiert bleiben. Der letzte Unterschied, der im Vergleich zum Herzog-Vorschlag genannt werden soll, ist die vorgesehene Besteuerung der ausgezahlten Arbeitgeberbeiträge. Dieses Steueraufkommen wird zum großen Teil dafür verwendet, den steuerlichen Ausgleich für Geringverdienende zu finanzieren.

4.2. Das Modell der Erwerbstätigenversicherung (Bürgerversicherung).

Dieses Modell (Bericht der Rürup-Kommission 2003, S.149 bis 161) weist drei grundlegende Merkmale auf:

- **Erweiterung des Versichertenkreises,** auf alle Personen d.h., dass z.B. Selbständige, Beamte ebenfalls zu Pflichtversicherten werden und es, wie bisher in Deutschland, keine zwei unterschiedlichen Krankenversicherungssysteme geben wird. In diesem Zusammenhang soll die Versicherungspflichtgrenze schrittweise aufgehoben werden
- **Einbeziehung weiterer Einkunftsarten** sowie Erhöhung der **Beitragsbemessungsgrenze** auf die der Gesetzlichen Rentenversicherung
- **Angebot von zusätzlichen Leistungen über das Standartpaket hinaus von den privaten KV**

Als Wirkung dieser Maßnahmen wird erwartet, dass die Lohnnebenkosten gesenkt werden, schon allein durch die Hinzuziehung anderer Einkünfte, die den Bedarf an lohngebundenen Abgaben zur Krankenversicherung schmälern. Als Folge dessen würde die Konjunktur belebt werden, der solidarische Ausgleich würde durch die Hinzuziehung anderer Einkünfte und die Einbeziehung der bisher PKV-Versicherten in die GKV gestärkt werden. Die Mehrklassenmedizin würde abgebaut werden, Risikoselektion würde ausgeschlossen werden, denn für die GKV bestünde weiterhin ein Kontrahierungszwang. Weitere Ausführungen des Konzepts bezüglich der Bemessung der verschiedenen Einkommensarten sollen hier nicht weiter Berücksichtigung finden. Relevant für den nachfolgenden Vergleich der Vor- und

Nachteile beider Modelle sind in groben Zügen die grundlegenden Merkmale, welche in verschiedenen spezifizierten Vorschlägen unterschiedliche Nuancen aufweisen. Das wird auch am Beispiel der Kopf- oder Gesundheitsprämie deutlich und zeigt, dass die scheinbar gegensätzlich agierenden großen politischen Lager in der Frage der Reformierung der Finanzierung der GKV teilweise gar nicht so weit voneinander abweichende Voschläge haben.

In der weiteren Diskussion hat sich das Modell der Bürgerversicherung durchgesetzt, welches von der SPD im Wahlkampf 2005 favorisiert wird (Wahlmanifest der SPD, 2005, S.54 in: http://www.kampagne.spd.de/040705_ Wahlmanifest.pdf).

5. Vor- und Nachteile, Gegenüberstellung

Wie eingangs erwähnt, konzentrieren alle drei Vorschläge ihr Veränderungspotential auf die Finanzierungsseite der GKV. Keines der Modelle weist grundlegend neue Vorschläge in Hinblick auf die Begrenzung der Ausgaben auf. Alle Modelle verschweigen die Definierung des „medizinisch Notwendigen".

Nachfolgende Tabelle soll im Groben die Unterschiede verdeutlichen. Die Angaben dazu sind aus den Berichten der Herzog- und der Rürup-Kommission entnommen worden.

Modellvergleich Merkmale	Kopfprämien-Modell der Herzog-Kommission	Gesundheitsprämien-Modell der Rürup-Kommission	Modell der Bürgerversicherung der Rürup-Kommission
Versicherter Personenkreis	Alle jetzigen GKV-Versicherten	Ungenaue Angaben: Jetzige GKV-Versicherte, oder gesamte Bevölkerung	Gesamte Bevölkerung (Versicherte der GKV und PKV) Aufhebung der Versicherungspflichtgrenze
Leistungen	Ungenaue Beschreibung: Herauslösung von Leistungsblöcken über den Zahnersatz hinaus (z.B. Zahnbehandlung)	Keine genauen Angaben Differenzierung ggf. durch Wahltarife	Alle medizinisch notwendigen und wirksamen Leistungen
Zusätzliche Leistungen	Private Absicherung eigenverantwortlich	Keine Angaben	Angebot von Zusatzversicherungen durch private Krankenversicherungen
Modellvergleich Merkmale	Kopfprämien-Modell der Herzog-Kommission	Gesundheitsprämien-Modell der Rürup-Kommission	Modell der Bürgerversicherung der Rürup-Kommission
Herangezogene	In der Übergangsfrist: alle	sekundär durch Steueraus-	Einbeziehung weiterer Ein-

		gleich: alle steuerpflichti-gen Einkommen	kunftsarten, z.B. Miet-, Zins-und Kapitaleinkünfte
Einkommen	Einkommen	gleich: alle steuerpflichti-gen Einkommen	kunftsarten, z.B. Miet-, Zins- und Kapitaleinkünfte
Finanzierung	Kapitaldeckung von Altersrücklagen	Umlagefinanzierung	Umlagefinanzierung
Finanzierung des sozialen Ausgleichs	steuerfinanziert	Durch Steuereinnahmen der Arbeitgeberanteils-besteuerung	Beitragsfinanziert durch alle Versicherten
Durchführung und Umsetzung	Übergangsfrist 10 Jahre, Umstellung zur Bildung eines Kapitalstocks	Keine Angaben	Keine konkreten Angaben
Belastung der Versicherten	Lebenslang gleichbleibende Prämie für alle Versicherten, (264 Euro) einkommensun-abhängig	Einkommensunabhängige Prämie, gleiche Höhe (210 Euro) für alle Mitglieder einer Krankenver-sicherung	Krankenversicherungsbeiträge durch alle Versicherten Anhebung der Beitragsbe-messungsgrenze auf 5100 Euro
Belastung der Arbeitgeber	Arbeitgeberanteil 6.5% des Bruttolohns	Keine Angaben	Erwartetes Absinken des Ge-samtbeitrages zur GKV von 14,4 auf 12,4%
Krankengeldregelung	Finanzierung (1,1% Rücklage) durch Arbeitgeber	Seperate Absicherung	Keine speziellen Angaben
Kinderversicherung	beitragsfrei	beitragsfrei	beitragsfrei
(bisher beitragsfreie) Familienversicherung	Ehegattensplitting (Über-gangszeit), dann-Kopfpauschale	Gesundheitsprämie 210 Euro	Beitragsfreie Mitversicherung oder Ehegattensplitting
Höhe des ausgezahlten Arbeitgeberanteils	Steuerfreie Auszahlung 5,4% des Bruttolohns	Beibehaltung der weitge-henden Anteilsparität Besteuerte Auszahlung	Abführung wie bisher, andere Einnahmen beinhalten den Gesamtbeitragssatz
Belastung des Staats-haushalts	Finanzierung des steuer-lichen Ausgleichs für Geringverdiener	Finanzierung der Lücke zwischen Arbeitgeberan-teilsbesteuerung und Be-darf (4,4 - 10,2 Mrd Euro)	Keine Angaben enthalten, aber wahrscheinlich keine zusätz-lichen Belastungen

Tabelle 1: Gemeinsamkeiten und Unterschiede des Modells der Gesundheitsprämie (Herzog-Kommission) und der Modelle der Gesundheitsprämie und der Bürgerversicherung (Rürup-Kommission) nach deren Angaben 2003

14

Nach einem folgenden Blick auf das Kopfprämiensystem der Schweiz sollen nun in der danach folgenden Diskussion die Modelle im Hinblick auf Vor- und Nachteile verglichen werden. Jedoch lässt sich der eine oder andere Vor- bzw. Nachteil auch gegenteilig argumentativ betrachten. Deswegen wurden in den nach Vor- und Nachteilen gegliederten Unterpunkten auch manchmal gegenteilige Argumentationen aufgenommen.

5.1 Das Kopfprämienmodell in der Schweiz

Ein praktiziertes Beispiel eines Kopfprämienmodells ist das Krankenversicherungssystem in der Schweiz (vgl. Spycher 2004). Dort wurde 1996 ein neues Krankenversicherungsgesetz eingeführt, nach dem alle in der Schweiz versicherten Personen pflichtversichert sind. Jeder zahlt unabhängig vom Einkommen den gleichen Beitrag (Kopfprämie). Die Höhe wird von der Krankenkasse und der Region (Kanton), wo der Versicherte wohnt, bestimmt. Diese Versicherung umfasst eine Grundversorgung, Zahnbehandlung wird nicht finanziert. Ausgelagerte Leistungen müssen privat abgesichert werden. Die Finanzierung geschieht weiterhin im Umlageverfahren. Der Gesamtanstieg der Kosten für die Gesundheitsversorgung konnte aber durch die Einführung der Kopfpauschalen in der Schweiz nicht gebremst werden. „Die Kopfpauschalen sind hinsichtlich der Dimension Arm-Reich ein unsolidarisches Finanzierungsinstrument" (Spycher 2004, S.26).

5.2 Modell der Kopfpauschale (Gesundheitsprämie) der Herzog-Kommission

Bei der Kopfpauschale werden die Beiträge zur GKV erst einmal festgelegt. Jeder Versicherte der GKV zahlt denselben Betrag, unabhängig vom Einkommen, orientiert an den derzeitigen durchschnittlichen Kosten der Gesundheitsversorgung. Der Ausgleich für Einkommensschwächere geschieht über das Steuersystem. Über die Finanzierung der dafür notwendigen Mehreinnahmen werden keine Aussagen gemacht. Ein weiterer Anstieg der Lohnnebenkosten wird durch die Festlegung des Beitrags zur GKV auf 13,4% erst einmal verhindert. Die Frage bleibt aber weiterhin: Wie soll die durch die demographische Entwicklung und den medizinisch-technischen Fortschritt absehbare Erhöhung der Gesamtgesundheitsausgaben finanziert werden?

Die Höhe dieses pauschalen Beitrages variiert in den darauf aufbauenden Ausführungen in den Programmen der CDU/CSU. Sie wurde in dem von der Herzog-Kommission vorgestellten und von der CDU favorisierten Modell mehrfach nach unten korrigiert. So betrug die Höhe des vorgestellten Beitrages ursprünglich 264 Euro, im CDU-Programm vom

Dezember 2003 nur noch 200 Euro, beim CDU/CSU Kompromissmodell von 2004 dann nur noch 109 Euro, zuzüglich einer Arbeitgeberprämie in Höhe von 60 Euro (http://www.bundestag.de/blickpunkt/ 104_Dossier/0503/0503018.html, vom 17.09.2005) Im gegenwärtigen Regierungsprogramm der CDU/CSU von 2005 ist die Höhe der Gesundheitsprämie nicht erwähnt (Regierungsprogramm der CDU/CDU 2005, S.25ff). An diesem Beispiel mag deutlich werden, dass die konzeptionell weiterentwickelten Vorstellungen über die Ausgestaltung der Kopfpauschale oder Gesundheitsprämie sehr variabel sind. Die Frage nach der Finanzierung des Ausgleichs für Niedrigverdiener wird ebenfalls unterschiedlich beantwortet. Während es im ursprünglichen Herzog-Modell sich noch um einen steuerfinanzierten Ausgleich handelt (im Vorschlag der Rürup-Kommission ebenfalls), soll lt. CDU/CSU-Programm der Ausgleich im Budget der Krankenversicherung verbleiben.

5.2.1 Vorteile

Ein Merkmal, welches den Vorschlag der Herzog-Kommission kennzeichnet, ist die Einbettung in einen Zeitplan der Übergangszeit. Das Konzept lässt zwar ebenso viele Fragen offen und hinterlässt Zweifel an der Plausibilität der unterbreiteten Zahlen, wie z.B. die Höhe der Gesundheitsprämie, jedoch ist die Frage der Umsetzung ist in den Vorschlägen der Rürup-Kommission kaum konkret beantwortet worden.

Das Modell ist relativ einfach aufgebaut, enthält weniger offene Fragen und erscheint in sich geschlossener.

Wenn das System der Kopfpauschale oder Gesundheitsprämie die weitere Steigerung der Lohnnebenkosten verhindert, dann wird ein grundlegendes Ziel erreicht sein. Durch die Festschreibung des pauschalen Betrages und die Herausnahme der Zahlung der GKV-Beiträge aus den vom Arbeitgeber abzuführenden Lohnnebenkosten wird ein weiterer Anstieg der Lohnnebenkosten aufgrund steigender Gesundheitskosten verhindert werden.

Eine festgeschriebene Gesundheitsprämie (Kopfpauschale) ist kalkulier- und berechenbar.

Als ein weiterer Vorteil ist zu sehen, dass der soziale Ausgleich aus dem System der GKV herausgenommen wird und in das Steuersystem verlagert wird. Der steuerfinanzierte Ausgleich kann genauer gestaltet werden.

Beschäftigte höherer Einkommensgruppen werden künftig weniger Krankenversicherungsbeiträge bezahlen müssen. Vorteilig kann der dadurch entfallende Anreiz einer Abwanderung dieser Klientel in die private Krankenversicherung sein.

16

Außerdem die wird von Mehrverdienern empfundene Ungerechtigkeit, übermäßig hohe Krankenversicherungsbeiträge leisten zu müssen, beseitigt.

Die Beibehaltung beider Systeme, der gesetzlichen wie auch der privaten Krankenversicherung kann nur dann als wettbewerbsstimulierender Vorteil gelten, wenn die derzeitige Unattraktivität eines Anbieterwechsels innerhalb der PKV durch den Verlust der individuellen Rücklagen beseitigt wird.

Die Kapitaldeckung könnte das System resistenter gegenüber einnahmebedingten Schwankungen machen und sich ebenfalls als Vorteil erweisen. Sie würde die erfahrungsgemäße Steigerung der Gesundheitskosten alternsbegründeter Morbidität auffangen und könnte sich als zukunftsträchtig erweisen.

Sollte die Begrenzung und perspektivische relative Verringerung der vom Arbeitgeber abzuführenden Gesundheitsausgaben und die daraus folgende Verringerung der Lohnnebenkosten wirklich zu einem Konjunkturzuwachs durch den vermittelten Anreiz, neue Arbeitsplätze zu schaffen, führen, so wird sich dieses System als vorteilig erweisen.

5.2.2 Nachteile

Als unattraktives Merkmal dieses Konzepts ist zunächst einmal die relativ lange Übergangsfrist zu nennen. Einerseits mag von den Befürwortern entgegengehalten werden, dass umfassende zukunftsträchtige Reformen ihre Übergangsfrist benötigen würden. Insbesondere der Aufbau eines Kapitalstocks ist ein zeitintensives, und nicht immer lohnendes Unterfangen, welches in Zeiten niedriger Zinsen auch mit relativ hohen Verlusten behaftet sein kann. Des Weiteren könnte argumentiert werden, dass Reformen mit langfristigem Zeitplan berechenbarer sind als kurzfristig eingeführte Veränderungen. In der politisch veränderlichen Historie der Bundesregierung könnte es aber durchaus vorkommen, dass diese Reform bei einem eventuellen politischem Umschwung von der dann an die Macht gekommenen politischen Opposition wieder nichtig gemacht wird. Das würde bedeuten, dass letztendlich für die Verbraucher nur endlose Debatten und häufig sich ändernde Verwaltungsverfahren finanziert werden müssten. Deswegen wird eine solche umfassende Reform nur mit breitem Konsens über die politischen Lager hinweg durchgesetzt werden können.

Der oben noch als Vorteil erwähnte Eindruck der relativen Schlüssigkeit kann sich beim näheren Betrachten aber auch als Nachteil erweisen. Offene Fragen werden nicht genannt, wie z.B. die, wie die Steuerfinanzierung des sozialen Ausgleichs geschehen soll und woher die finanziellen Mittel dafür kommen sollen.

Die ungenaue Beschreibung der Herauslösung von weiteren Leistungsblöcken wirkt verunsichernd. Die Tendenz der Offenhaltung einer Hintertür ist zu erahnen: Falls die Finanzdecke knapp werden sollte, würden weitere Leistungen gestrichen werden. Zukünftig wird sich dann jeder Versicherungsnehmer zusätzlich zur Privatversicherung von Zahnersatz - und zukünftig wahrscheinlich auch Zahnbehandlung - auch für weitere ausgelagerte Bereiche privat und kostenpflichtig versichern müssen. Diese Entwicklung könnte zu einer versteckten Erhöhung der Gesundheitskosten führen und Wenigverdiener zunehmend von Leistungen des Gesundheitssystems ausgrenzen. Eine jetzt schon durch die unterschiedliche Vergütung von Leistungen für Angehörige der GKV und der PKV bestehende Zweiklassenmedizin würde sich noch stärker etablieren können.

Ein entscheidender Nachteil besteht darin, dass anzunehmen ist, dass Geringverdienende stärker belastet werden. Die Verlagerung des sozialen Ausgleichs in das Steuersystem bringt Verunsicherungen mit sich. Zukünftig nötige Steuereinsparungen könnten auch vor den Ausgaben für den sozialen Ausgleich nicht Halt machen.

Ein weiterer Nachteil der Verlagerung des sozialen Ausgleichs in das Steuersystem besteht in der Gefahr, ein ohnehin schon defizitär funktionierendes System noch stärker zu belasten.

Die im Gegenzug resultierende Entlastung von Mehrverdienenden befreit jene aus der solidarischen Verantwortung. Dies bedeutet ein Schritt in die Richtung einer unsolidarischeren Gesellschaft, in der jeder ohne Ausgleich für sich selbst sorgen muss. Die daraus resultierende Zunahme der Gefährdung des sozialen Friedens könnte längerfristig gesehen gesellschaftliche Instabilität mit sich bringen.

Die teilweise Befreiung des Arbeitgebers aus der sozialen Verantwortung durch die Verlagerung der Zahlung der GKV-Beiträge in die Hände des Arbeitnehmers könnte zu einem Desinteresse an der Gestaltung gesundheitsfördernder Arbeitsbedingungen seitens des Arbeitgebers führen. Die Verlagerung der Krankengeldzahlpflicht in den alleinigen Verantwortungsbereich der Arbeitgeber bringt hingegen Gefährdungen für die Sicherheit der Arbeitsplätze mit sich, weil die Arbeitgeber stärker daran interessiert sein werden, sich von länger erkrankten Arbeitnehmern zu trennen.

Eine Kapitaldeckung ist gegenüber dem Einfluss demographischer Entwicklungen nicht resistent. Das Verhältnis von Kapitalangebot und –bedarf bestimmt den Wert dessen. In Zeiten erhöhten Kapitalangebots aufgrund zunehmender Ersparnisse ist dieses stärker durch Wertverfall gefährdet. Internationale Entwicklungen können ebenfalls zu Instabilitäten auf dem Kapitalmarkt führen.

5.3 Das Rürup-Gesundheitsprämienmodell im Vergleich zum Herzog-Modell

Das Modell der Gesundheitsprämien der Rürup-Kommission spiegelt wieder, dass das Modell der sogenannten Kopfprämien nicht nur im konservativen Lager seine Befürworter hat. Es ist kein in sich geschlossenes Modell, sondern vereint Vorschläge zur Ausgestaltung mit dem Grundmodell einer für jeden Versicherten einheitlichen Gesundheitsprämie.

Der entscheidende Unterschied besteht in der Festlegung auf ein umlagefinanziertes System, während das von der Herzog-Kommission ein kapitalgedecktes System ist. Dadurch entfällt der lange Zeitraum der Umstellung. Über die steuerliche Finanzierung des Ausgleichs für Geringverdiener werden konkretere Aussagen gemacht, über die zukünftige Rolle der PKV aber nur verschiedene Vorschläge unterbreitet.

5.3.1 Vorteile des Gesundheitsprämien-Modells von Rürup

Nachfolgend sollen nur die Vorteile genannt werden, die sich im Unterschied zum Herzog-Modell ergeben. Da mehrere Ausgestaltungsvarianten genannt werden, wie z.b. in Bezug auf die Beibehaltung und die Rolle der PKV, kann hier nur auf die eindeutig sichtbaren Unterschiede eingegangen werden. Die recht umfangreichen Argumentationen und Hintergrunderläuterungen hinterlassen den Eindruck eines offenen Diskussionspapiers.

Vorteilhaft erscheint die Umlagefinanzierung. Der aufwendige Aufbau eines Kapitalstocks entfällt. Dadurch ist die Einführung des Systems eher möglich.

Die Finanzierung des steuerlichen Ausgleichs für Geringverdienende durch die Besteuerung des Arbeitgeberanteils erscheint als plausibel einfache Quelle zur Deckung eines Großteils der zusätzlichen Ausgaben.

Des weiteren ist von Einschränkungen des Leistungskatalogs nicht die Rede. Ob dieses aber als vorteilhaftes Bekenntnis zum bestehenden gegenwärtigen Leistungskatalog gewertet werden kann, oder aber ein Punkt ist, zu welchem in diesem Konzept die Antworten nicht konkretisiert sind, kann nur gemutmaßt werden.

5.3.2 Nachteile des Rürup-Modells der Gesundheitsprämien

Als nachteilig gegenüber dem Herzog-Modell zeigt sich das Fehlen der Geschlossenheit als ein gesamtes Konzept. Wesentliche Punkte, wie das Bekenntnis zum Weiterbestehen der PKV oder die perspektivische Entwicklung des Systems einer Gesundheitsprämie für alle Bürger, in welchem die privaten Krankenversicherungen dann die Rolle der Absicherung der speziellen Zusatzversorgung übernehmen, werden als nur Gestaltungsmöglichkeiten genannt.

19

Eine Mehrbelastung besonders der Geringverdienenden durch die Besteuerung des Arbeitgeberanteils zur Krankenversicherung wird einkalkuliert (6% des Arbeitnehmer-Bruttoeinkommens im unteren Einkommensbereich werden genannt – Bericht der Rürup-Kommission, S.174), während mittlere und höhere Einkommensklassen mit niedrigerer Grenzbelastung rechnen können (7% weniger - S.174). Verteilungspolitisch gesehen kann die Umsetzung des Rürup-Gesundheitsprämienmodells ebenso zu einer Verschärfung der sozialen Unterschiede führen.

5.4 Das Modell der Bürgerversicherung der Rürup-Kommission im Vergleich

Der Grundgedanke der Bürgerversicherung ist eine Beteiligung aller Bürger und weitgehend aller Einkommen an der GKV. Dieses würde die Auflösung des für die Bundesrepublik spezifischen Nebeneinanders der beiden Krankenversicherungssysteme bedeuten. Bisher Privatversicherte oder potentielle Privatversicherte würden nun in das System des solidarischen Ausgleichs mit einbezogen werden. Dadurch und durch die Aufhebung der Versicherungspflichtgrenze wird der Versichertenkreis erweitert.

5.4.1 Vorteile des Rürup-Modells der Bürgerversicherung

Die Einbeziehung aller Bürger in ein System der obligatorischen Krankenversicherung erscheint trotz aller Zweifel der verfassungs- und gesetzesmäßigen Durchführbarkeit als ein entscheidender Vorteil im Hinblick auf die Stärkung der Finanzierungsgrundlagen und die Ausweitung der Solidargemeinschaft.

Es wird weiter an einkommensabhängigen Beiträgen festgehalten, unter Hinzuziehung weiterer Einnahmen. Das kann als ein Schritt in Richtung Generationengerechtigkeit gewertet werden, weil besonders ältere Arbeitnehmer und Rentner bzw Pensionäre zunehmende Einnahmen durch andere Einkommensarten aufzuweisen haben, wie z.B. Kapitalerträge oder Einnahmen aus Vermietung und Verpachtung. Besonders in einer alternden Gesellschaft, in welcher der Anteil der Beschäftigten immer weiter abnehmen wird, ist das ein entscheidender Schritt zur Begegnung des praktischen und vorhersehbaren Schrumpfens der Finanzierungsgrundlage durch die prozentuale Abnahme des Anteils der Beschäftigten.

Die Beibehaltung der Umlagefinanzierung garantiert schnell verfügbare Einnahmen. In Zeiten knapper Kassen und eines defizitären Haushalts stellt dieses ein wichtiges Merkmal dar. Außerdem wird der staatliche Steuerhaushalt nicht zusätzlich wesentlich belastet.

Die Belastung des Faktors Arbeit durch die vom Arbeitgeber abzuführenden Lohnnebenkosten kann sich durch die Mehreinnahmen deutlich verringern, die Belastung der Arbeitnehmer durch Sozialabgaben ebenfalls. Von einer deutlichen Einschränkung der Gesundheitsleistungen ist in diesem Konzept nicht die Rede. Die Wahrscheinlichkeit der Etablierung einer Zwei-Klassen-Medizin ist erheblich geringer, weil alle Versicherte in einem Versicherungssystem krankenversichert werden.

Die Einführung eines Versicherungssystems für alle Bürger bietet Möglichkeiten des fairen Wettbewerbs zwischen den Krankenkassen, insbesondere in der Senkung der Verwaltungskosten wie auch im Anbieten spezifischer Leistungspakete. Die privaten Krankenkassen haben die Möglichkeit, in einen Wettbewerb um die günstigsten und hochwertigsten Zusatzangebote zu treten. Durch die Verhinderung einer Zwei-Klassen-Medizin entfällt der Anreiz, privat versicherte Patienten bevorzugt zu behandeln. Der Wettbewerb zwischen den Leistungsanbietern kann durch spezielle Vertragskonditionen begünstigt werden.

5.4.2 Nachteile der Bürgerversicherung

Die Einführung der Bürgerversicherung wird auf erhebliche Widerstände stoßen. Die privaten Krankenkassen werden sich in ihrer Existenz bedroht sehen. Die in der PKV Versicherten werden um ihre Behandlungsprivilegien und um die innerhalb der PKV angesparten Rücklagen fürchten. Die die Entscheidungspositionen in der Verwaltung innehabenden Beamten und höheren Angestellten werden wenig Interesse haben, eine Entscheidung zu ihren Ungunsten durchzusetzen. Rentner und Pensionäre werden ihre Sicherheit durch mögliche zusätzliche Abgaben bedroht sehen. Ein Bestandsschutz und eine längere Übergangsfrist könnten diese Ängste mildern.

Nachteilig ist das System der Bürgerversicherung auf jeden Fall für die Besserverdienenden, die durch die Anhebung der Beitragsbemessungsgrenze mehr Gesundheitsausgaben leisten müssen. Die Möglichkeit der Abwanderung in die PKV und des damit verbundenen sich Entziehens aus dem sozialen Verteilungsmechanismus der gesamtgesellschaftlichen Gesundheitsausgaben ist nicht mehr gegeben. Das wird von den potentiellen Wechslern als negativ empfunden werden, weil sie sich wider Willen in eine Staatskrankenkasse eingegliedert sehen. Nur die Garantierung hoher Qualität der Gesundheitsleistungen könnte diesen Befürchtungen entgegenwirken.

Die Umstellung kann nur unter Wahrung bestehender Besitzstände wie der Altersrückstellungen der PKV geschehen. Juristische Auseinandersetzungen werden nicht ausbleiben.

Der Zuwachs an Einnahmen durch die Einbeziehung aller Bürger und weiterer Einkommen könnte die gesetzlichen Krankenkassen veranlassen, die Modernisierung des Gesundheitssystems mit dem Ziel der effizienteren Leistungserbringung zu vernachlässigen. Außerdem könnte das Mehr an Gesundheitseinnahmen die Konjunktur belasten, weil jede weitere Belastung die Kaufkraft und damit die Belebung des Binnenmarktes beeinträchtigt.

6. Fazit und Ausblick

Am Beispiel der im Punkt 5.1. kurz aufgeführten Entwicklung der Vorstellungen über die Höhe der Gesundheitsprämie wird deutlich, in welche Richtung sich bei der Veröffentlichung die Vorschläge der Experten verändern können. Um Ängste zu vermeiden und die Attraktivität des favorisierten Modells zu erhöhen, werden Details verändert, ohne die Gesamtauswirkungen zu erläutern. Letztlich stellt sich immer wieder die Frage, wie zusätzlich geplante Ausgaben finanziert werden sollen. Es wird der Eindruck vermittelt, dass Veränderungen in der Einnahmenseite das Non plus ultra seien. Dabei werden die Begrenztheit der Mittel und die augenblickliche relative Konjunkturschwäche übersehen. Der Anschein wird erweckt, als existierten noch genug Reserven für die Erhöhung der Abgaben. Insbesondere die Auswirkungen des wissenschaftlich-technischen Fortschritts, der durch immer neuere Innovationen in jüngster Vergangenheit weniger zur Rationalisierung und mehr zur Etablierung teurer hochentwickelter Behandlungsverfahren führte, werden viel zu wenig berücksichtigt. So ist es schon in der Vergangenheit trotz dieses Fortschritts nicht zur Verringerung der Gesundheitsausgaben gekommen.

Jeder Systemwechsel wird für bestimmte Personengruppen Vorteile, für andere Nachteile bringen. Dabei sollten die Zielsetzungen nicht außer acht gelassen werden. Diese Ziele aus meiner Sicht sollen nachfolgend noch einmal genannt werden:

- Sicherung der nachhaltigen Finanzierung des Gesundheitssystems
- Senkung der Lohnnebenkosten
- Sicherung der notwendigen Gesundheitsversorgung für jeden Versicherten
- Garantierung sozialer Gerechtigkeit und damit des sozialen Friedens
- Zukunftsfähigkeit unter Berücksichtigung der demographischen und konjunkturellen Entwicklungen

Bei den betrachteten Vorschlägen der Herzog- und der Rürup-Kommission handelt es sich um Reformvorschläge, die sich besonders auf die GKV-Finanzierungsseite konzentrieren. Die

Reformierung der Ausgabenseite der GKV durch die eingangs (Kap 2) beispielsweise erwähnten Maßnahmen zur Begrenzung der Ausgaben und Maßnahmen zur Stärkung der Eigenverantwortlichkeit der Versicherten ist für die Zukunft der GKV ebenso wichtig. Ob Bürgerversicherungs- oder Gesundheitsprämienmodell – die Verwirklichung der Ziele kann durch die Ausgestaltung bestimmt werden. Der „Sachverständigenrat für die Konzertierte Aktion im Gesundheitswesen" (2003) empfiehlt in seinem eingangs erwähnten Gutachten „...keinen prinzipiellen Wechsel, sondern zahlreiche evolutorische Reformschritte" (Sachverständigenrat für Konzertierte Aktion im Gesundheitswesen 2003, S.2).

Quellenverzeichnis

Fetzer, Stefan; Hagist, Christian (2004): GMG, Kopfpauschalen und Bürgerversicherungen: Der aktuelle Reformstand und seine intergenerativen Verteilungswirkungen. Institut für Finanzwissenschaft der Albert-Ludwigs-Universität Freiburg im Breisgau in: www.vwl.uni-freiburg.de/fakultaet/fiwiI/page/default.php?pid= c0300&nid=&lang=de – vom 10.07.2005

Spycher, Stefan (2004): Bürgerversicherung und Kopfpauschalen in der Krankenversicherung der Schweiz: Vorbild oder abschreckendes Beispiel? In: G+G Wissenschaft 1/2004, S.19-27, Bonn

Bundesministerium für Gesundheit und Soziale Sicherung (2003) Nachhaltigkeit in der Sicherung der sozialen Sicherungssysteme. Bericht der Kommission in: www.bmgs.de vom 08.09.2005

Konrad-Adenauer Stiftung (2003): Der Bericht der Herzog-Kommission und der Beschluss des CDU-Parteitags. Zusammenfassung und Erläuterung des Berichts der Kommission „Soziale Sicherheit" vom 29. September 2003 sowie des Beschlusses des Parteitags der CDU vom 1./2. Dezember 2003 in: www.kas.de vom 08.09.2005

Regierungsprogramm der CDU/CSU „Deutschlands Chancen nutzen" in www.cducsu.de vom 10.09.2005

Sachverständigenrat für Konzertierte Aktion im Gesundheitswesen (2003): Gutachten 2003 „Finanzierung, Nutzerorientierung und Qualität", Pressekonferenz am 24.Februar 2003 in: www.svr-gesundheit.de vom 12.07.2005

http://www.bundesregierung.de/Themen-A-Z/Gesundheit-und-Soziales-,461.478516/Bericht-der-Ruerup-Kommission-.htm vom 08.09.2005

http://www.bundestag.de/blickpunkt/104_Dossier/0503/0503018.html, vom 10.09.2005

http://www.kampagne.spd.de/040705_Wahlmanifest.pdf, vom 10.09.2005

http://www.aus-portal.de/aktuell/gesetze/01/index_6683.htm, vom 10.09.2005

Abbildungs- und Tabellenverzeichnis